DÉBUTS

POÉTIQUES

H. COMIGNAN.

DUNKERQUE,
IMPRIMERIE TYPOGRAPHIQUE L. BELVAL,
44 Rue Neuve, 44,

1860.

DÉBUTS POÉTIQUES.

Ye

18870

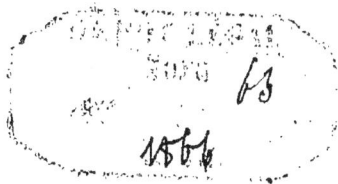

DÉBUTS

POÉTIQUES

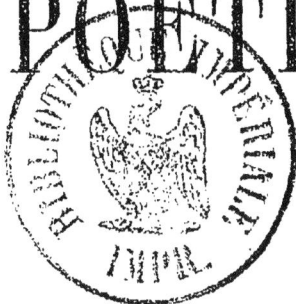

H. COMIGNAN.

DUNKERQUE

TYPOGRAPHIE Vᵉ D. HUBERT,

Rue Neuve, 44.

—

1865.

PRÉFACE

MA MUSE

A MES LECTEURS.

« Aux environs du Parnasse,
Dans le pays des autéurs,
Il est un moyen, lecteurs,
De ne pas vous faire grâce.

Chacun le suit, comme il peut,
Et croit avoir pris sa place,
S'il sait, dans une préface,
Vous ennuyer, comme il veut.

La preuve est claire et précise,
Mais, pour comprendre l'auteur,
Il faut, hélas ! qu'on le lise,
Et, trouvez-moi le lecteur.....

On lit un titre, une page,
Quelques vers par ci, par là,
Et l'on referme l'ouvrage ;
C'est assez, pour celui-là.

Le voisin, par sa préface
De vingt pages, in-quarto,
Croit avoir trouvé sa place,
Sur le sublime côteau.

Mais la route est difficile,
Les passages sont ardus ;
Et Pégase est moins docile,
Qu'un vieux cheval d'omnibus.

Je me tais : voilà mes rimes ;
Jugez-les, en les lisant ;
Folles, tristes ou sublimes ;
Et tâchez d'être contents.

J'ai fait ce que j'ai pu faire ;
J'ai cheminé pas à pas.
Et si je n'ai su vous plaire,
Lecteurs, ne me lisez pas. »

Arrêtez donc, imprudente,

Et pensez du moins à tous,
Vous voilà presque insolente,
Assez, muse, arrêtez-vous !

Non, cette dévergondée.
Vous répète à mes dépens :
« La préface, à mon idée,
Est un affreux guet-apens. »

DÉBUTS POÉTIQUES

LA MUSIQUE

ODE LIBRE

Tout chante Dieu dans la nature ;
Le rossignol, de sa touchante voix ;
Le léger ruisseau, qui murmure,
En s'enfuyant au sein des bois ;
L'arbre même, dont le feuillage,
S'incline, et dit un chant sauvage.
Comme le bruit du flot, qu'il semble répéter,
Du flot qui, lancé sur la grève ,

Tourbillonne, court, se relève
Et meurt, où Dieu, lui dit de s'arrêter.
Tout chante Dieu dans la nature.
L'insecte du sentier, le lion des forêts ;
Et sa plus noble créature
Pourrait-elle se taire, au sein de ses bienfaits ?

L'homme, après bien des ans, avait connu sa force.
En voyant miroiter, cette tremblante amorce.
Que l'ambition montre au loin dans l'avenir.
Et comprit que bientôt, il pourrait la saisir.
Il perfectionna tout, agrandit sa puissance ;
Sa voix ne volait plus, inconstante, au hasard ;
Sa voix n'était plus elle, il en faisait un art.
Et ce fut pour chanter la joie ou la souffrance.
Il ménagea les sons, en régla la longueur.
Le Très-Haut, c'était l'harmonie ;
L'homme en était une partie ;
Et se persuada qu'il était créateur.

Son accent tour-à-tour est joyeux ou tragique ;
Il module sa voix, invente des accords ;
Et parvient, à force d'efforts.
A créer ce grand tout, qu'on nomme la Musique

Comme le rossignol, il possédait la voix ;
Il voulut conquérir les chants de la nature,
Et les redire en leur donnant des lois.
Il voulut que sa voix fût toujours douce et pure

Telle qu'il l'avait autrefois.

Mais s'il chantait, hélas, toute sa mélodie
    Naissait et mourait, en naissant ;
    Pareille au bruissement du vent.
    Tout s'éteignait ; et l'on oublie !

C'est alors qu'un mortel dit : « je serai vainqueur » !
    Je veux forcer la mélodie,
Rendre accessible à tous l'œuvre de mon génie !!
    Et le succès couronna son ardeur.

Dès ce jour, on peut dire à celle qu'on adore,
Le chant qu'un autre esprit a composé pour tous,
Ou bien, aux pieds de Dieu, répéter à genoux,
    Une hymne suave et sonore.

Le bonheur, la gloire et l'amour,
Par la voix d'un mortel qu'inspire le génie.
    Peuvent s'exprimer tour-à-tour,
    Et prendre un corps ; c'est l'harmonie.
Oubli, tu n'es plus rien, qu'un mot sans vérité !
L'idéal est fixé sur la page sublime.
La musique, soudain, comblait l'immense abîme,
Existant entre nous et l'immortalité.
Elle vivait d'abord ; mais dans l'intelligence ,
Comme un phare brillant, un phare d'espérance.

    Un astre errant qui filant dans les airs,
    Par une belle nuit, décrit sa parabole ;
    Ou, comme un calice entr'ouvert.

Prêt à ranimer sa corolle.
Elle vivait, l'homme surpris, ému,
S'élança plein d'ardeur, vers ce bien inconnu

Mais où trouver la voix assez douce, assez pure,
　　Pour se donner toujours un frein !
　　Seule, la femme, au sein de la nature,
Pouvait dire : « cet art, ce génie est le mien. »

L'homme, aux mâles accents, prit pour thème, la guerre,
La vengeance des dieux, la terreur, la colère,
Qui composent, hélas ! la plupart de nos jours ;
Et la femme chanta le foyer, les amours.

Sublime élan de l'âme, au-delà des limites
Qu'à notre humanité, le seigneur à prescrites,
　　　O ! toi, qu'exhale un cœur puissant,
　　　Pareil au rayon de lumière,
Qui, parti du soleil, vole en rejaillissant,
　　　Et vient éclairer notre terre.

Combien, pour te saisir, n'ont pas brisé les liens
　　　Qui les attachaient à ce monde !
　　　Tandis que toi, pareil à l'onde,
　　　Tu leur dérobais tous tes biens.
　　　Tu coulais, bravant leur poursuite ;
Et seul, parfois, un heureux, dans ta fuite,
　　　A force de larmes d'amour,
Pouvait te posséder, mais c'était pour un jour !

Le moment est venu, l'inspiration l'enlève
    Du réel, jusqu'à l'idéal ;
Il commence, et déjà de son âme s'élève
    Un chant suave et magistral.

    Les notes voltigent sans cesse ;
    Tout s'entremêle; tout se presse ;
    Chant de bonheur ! chant de tristesse !
    Chaque son revient à son tour ;
    Mais la course se désordonne,
    Tout chancelle, tout tourbillonne ;
    L'instrument gémit et résonne ;
    Il dit le bonheur et l'amour ;
    Soudain, au sein d'une prière
Eclatante et sonore, une note jaillit,
Et le piano, grondant comme un tonnerre,
    Dans ses échos, longuement la redit.

On dirait un éclair traversant un nuage ;
    Il brille et disparaît soudain,
    En ne laissant de son passage.
    Qu'une lueur, dans le lointain.

Les sens sont transportés, tout se perd et s'oublie.
    Le réel a fui de nos yeux.
    Sous l'étreinte de l'harmonie.
Le corps est sur la terre, et l'âme est dans les cieux.

Fantôme aérien, la note qui résonne,
    Se perd, s'efface et meurt, pour revenir ;

Tantôt, c'est la foudre qui tonne ;
Tantôt, c'est un faible soupir ;

Et puis, c'est une voix sauvage,
Pareille au bruissement d'un luxueux feuillage,
Que le chêne agité livre aux coups de l'orage
Qui voudrait le briser, dès qu'il peut le saisir.
Plus loin, c'est un son monotone,
Triste, mélancolique, et qu'on ne comprend pas ;
C'est la froide brise d'automne,
Qui nous apporte les frimas.

Sous ses coups répétés, au souffle de l'orage,
Les forêts s'inclinant,
Comme leurs derniers pleurs, répandent leur feuillage
Que disperse le vent.

Et les notes aussi, tombent d'une voix sombre ;
On dirait, dans la nuit,
Que c'est le frôlement du linceul de quelque ombre
Qui, loin de son tombeau, s'enfuit.

Un vague indéfini, dans le sein des airs, flotte.
Déjà sur le piano,
Sous la main de l'artiste, une dernière note,
Sur la touche d'ivoire étincelle, tremblote,
Et frappe son dernier écho.

Phares étincelants, sur les flots de la vie,
Êtres favorisés de l'esprit créateur,

Le méritez-vous, ce génie ?
Méritez-vous la mélodie ?
Méritez-vous que l'harmonie
Vienne siéger dans votre cœur ?
Instruments si petits dans la main du grand maî
N'allez pas nous vanter ce que vous pouvez êtr(
Quand vous n'êtes, mortels, que des riens sans pou
Ambitieux sans frein, mais que Dieu fait mouvoi

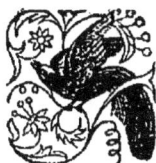

LE MATIN

Debout, frère, debout, le jour commence à luire,
    Brillant sur les hauteurs ;
Debout, frère, debout, j'entends l'abeille bruire
    Dans l'aubépine en fleurs.

Sur l'arbuste embaumé, la grise travailleuse
    Pompe les sucs si doux.
Le soleil montre aux cieux sa tête radieuse ;
    Debout, frère, debout.

Viens voir sur les côteaux rejaillir la lumière ;
    Elle inonde les cieux ;
Debout, frère, debout, l'heure de la prière
    Sonne encor pour nous deux.

L'oiseau chante aux forêts, de son joyeux murmure,
    L'hymne de son réveil.
Debout, frère, debout ; ainsi que la nature,
    Secouons le sommeil.

Debout, frère ; la fleur émaille les prairies
    De son calice blanc ;
Debout, frère debout ; chasse tes rêveries
    Et ce sommeil pesant.

  Le soleil fait place à l'aurore ;
  Debout, l'angelus sonne encore ;
  Le pâtre quitte le hameau.
    N'entends-tu pas la clochette
    Du bélier de son troupeau,
    Et le chant du chalumeau ?
Mon frère, ouvre les yeux et relève la tête.
    Tu ne connais donc plus ma voix ;
Le jour t'a devancé pour la première fois.

LE SOIR

Frère, voici la nuit,
Abandonnons l'ouvrage;
Gardons notre courage,
Car déjà le jour fuit.
Au-delà des montagnes,
Il va voir les campagnes,
Des pays inconnus.
J'entends au presbytère,
L'airain de la prière
Qui sonne l'angelus.

Et les petits oiseaux,
Cachés dans le feuillage,
D'un gazouillant ramage,
De chants toujours nouveaux,
Bénissent la puissance,
Qui, de leur existence,
Créa tout le bonheur.

J'entends au presbytère,
L'airain de la prière
Qui crie au laboureur :

Abandonne les champs;
Laisse-là ton ouvrage;
Reviens à ton village,
Voir tes joyeux enfants,
Et ta femme et ta mère,
Au seuil de ta chaumière ;
Jouis de ton bonheur.
Déjà, de la vallée,
La nuit s'est emparée,
Courageux travailleur.

Frère, frère, partons;
Laisse-là ton ouvrage,
Et reviens au village.
Allons, mon frère, allons;
Retourne ta charrue ;
Demain, à sa venue,
Devançons le soleil.
J'entends au presbytère,
L'airain de la prière,
La cloche du sommeil.

L'INVASION ÉTRANGÈRE

CANTATE.

———

PERSONNAGES :

Un Père et ses deux fils.

———

PREMIER FRÈRE.

L'aurore commence à paraître ;
Mais, quel est ce bruit sourd qui résonne là-bas ?
C'est l'étranger qui s'avance peut-être....
Non, c'est moi qui me trompe, il ne l'oserait pas.

Poursuivre le lion jusque dans son repaire ;
Combattre l'aigle dans son aire ;
C'est trop oser, pour un vainqueur ;
C'est vouloir braver leur fureur,
Et la changer en frénésie.

Malheur! malheur! Dans la masse ennemie.
Nos canons vont tracer de longs sillons de sang,
    Et terrasser son orgueil triomphant.

    Mais j'entends le bruit de la canonnade,
    Les pétillements de la fusillade ,
        Et les roulements du tambour.
Frère, préparons-nous, saisis ta carabine.
    Déjà, derrière la colline,
Le soleil apparaît ; frère, voici le jour.

SECOND FRÈRE.

    Le bruit grandit dans la campagne,
    Et les échos de la montagne
        Répètent la voix des canons :
    C'est l'étranger qui passe la frontière.
Embrassons notre femme, appelons notre père.
    C'est l'étranger; marchons, frère, marchons.

PREMIER FRÈRE.

        Le tambour bat,
        Le clairon sonne,
        Le canon tonne ;
        Au combat, au combat.

    Marchons, marchons, on nous appelle ;
La patrie en danger assemble ses enfants ;
Protégeons notre épouse et défendons nos champs.
La France est en danger, partons, mourons pour elle.

Au combat, au combat ;
Le tambour bat.
Le clairon sonne,
Le canon tonne ;
Au combat, au combat !

SECOND FRÈRE.

Embrassons notre vieille mère ,
Assemblons nos amis ; chaque instant est compt
Marchons, car c'est la liberté ,
Dont la puissante voix nous appelle à la guerre ;
Choisissons le trépas, au lieu du déshonneur.
Marchons , mourons en combattant, mon frère,
Et repoussons l'audacieux vainqueur.
Vois, notre vieux père s'avance ;
Son front cicatrisé sera notre drapeau,
Etendard de colère, étendard de vengeance ;
Frère, marchons, l'appel retentit de nouveau.

LE PÈRE.

C'est l'étranger, enfants, espérance et courage.
J'entends la voix des chefs ; ils sont bien près déjà ;
C'est un signal de mort, un signal de carnage ;
Enfants, défendons-nous, et Dieu nous soutiendra.

J'ai vu Moscou, j'étais aux Pyramides ;
Et partout, nos aigles rapides,
Poursuivaient les vaincus, jusque dans leurs cités ;

Eux, à leur tour, par le sang excités,
Roulent, comme un torrent; leur masse tout entière
S'avance, et, de ses flots, inonde la frontière.

Vous êtes mon unique espoir,
Et la mort plane sur vos têtes ;
Je vivrai seul, rêvant à nos conquêtes.
Rêvant à votre mort, rêvant à mon devoir.
Non, non, une balle ennemie
Viendra briser le reste de ma vie,
Et je ne serai plus ce soir !
Votre père, couché sur le champ de bataille,
Aux sifflements de la mitraille,
Mourra content, mes fils, car il pourra vous voir !

C'est l'étranger ; aux armes ! France, aux armes !
Ne pleurez plus, femmes, séchez vos larmes ;
Priez pour ceux que vous devez chérir,
Le bruit s'accroit ; marchons, pleins d'espérance ;
C'est aujourd'hui qu'il faut venger la France ;
C'est aujourd'hui qu'il faut vaincre ou mourir !

PREMIER FRÈRE.

Amis, partons ; le bruit s'approche,
Et les échos, de proche en proche,
Répètent la voix des canons.
Le sang là-bas, coule, ruisselle ;
Marchons, amis, on nous appelle ;
Marchons, amis, combattons et mourons.

LE PÈRE.

Un baiser, le dernier, une courte prière ;
Ils sont ici, volons et bravons le danger ;
Je suis vieux ; mais je puis encor vous diriger ;
Je tremble de vieillesse et frémis de colère ;
Enfants, vengeons la France, et mort à l'étranger !

LES DEUX FRÈRES.

Amis, vengeons la France, et mort à l'étranger !

CE QUE J'AIMAIS

Ce que j'aimais. c'était la brise
Qui ridait le cristal des eaux ;
C'était la vague qui se brise ;
C'était le murmure des flots.

C'était, en un jour de tempête,
De voir fuir le coursier des mers ;
De le voir bondir sur la crête,
Sur la crête des flots amers.

Ce que j'aimais, c'était la plage
Où le flot vient, en expirant,
Nous apporter le coquillage
Et l'algue qu'il brise, en grondant.

C'était, d'une allure coquette,
A travers les flots blanchissants,
De voir une fine goëlette,
Filer au milieu des brisants.

Lorsque la nuit couvrait les ondes
De son manteau de diamants,
Qu'en jouant, les vagues profondes,
Balançaient sur leurs fronts mouvants ;

Que j'aimais une voix amie
Et ce sourd grondement des flots ;
Et cette sauvage harmonie
Qui passe, en glissant sur les eaux !

ADIEU

« Pauvre fleur, trop tôt fanée,
Et que sa lèvre rosée
Avait si souvent pressée ;
Reste toujours sur mon cœur.

Ma pauvre âme abandonnée
Poursuivra de la pensée,
Celle qui l'a délaissée,
En brisant tout son bonheur.

Et, pour calmer ma souffrance,
Comme un rayon d'espérance,
Ah ! de celle à qui je pense,
Rappelle-moi tous les traits.

Que son angélique image.
Comme un céleste mirage,
Me redonne le courage,
De ne la revoir jamais !

Et toi, toi, ma bien aimée,
Toi, dont la lèvre embaumée
A de ma bouche animée.
Si souvent calmé les feux.

Sois heureuse, sur la terre ;
Ne crains rien de ma colère ;
Car mes pleurs et ma prière
N'ont jamais mouillé tes yeux.

Je pense à toi, dès l'aurore ;
Tu me fuis et je t'adore !
Adieu, car j'espère encore
Te revoir un jour... aux cieux ! »

Mais le pauvre amant s'arrête,
Et, dans sa douleur muette,
Il pleure, en penchant la tête,
C'était son dernier effort.

Et son amante cruelle,
Qu'un nouvel amour appelle,
Danse, radieuse et belle;
Elle n'a plus de remords.

C'est alors que je m'avance,
Et mes accents d'espérance
Seuls troublèrent le silence ;
Le silence de la mort.

LA MORT DE LOUIS XVI

Tout tremblait dans Paris, et le tocsin d'alarmes
Jetait au sein des airs, son plus lugubre accord ;
Les femmes, dans leurs bras, couvraient leurs fils de larmes;
Les hommes s'appelaient et saisissaient leurs armes ;
 C'était pour tous un jour de mort.

La foudre des canons grondait sur notre France.
Ce n'était déjà plus pour fêter un vainqueur ;
C'était pour annoncer le jour d'une vengeance,
Auprès d'un échafaud qui montrait en silence,
 Le triomphe de la Terreur !

La troupe de Paris se rangeait en bataille.
Tout attirait le peuple autour d'une prison ;
Le canon s'apprêtant à vomir la mitraille,
Et le tambour roulant son chant de funéraille,
 Pour la mort du dernier Bourbon.

C'était elle, grand Dieu ! cette France égarée,
Qui courait contempler son roi, sur l'échafaud ;
Elle avançait, pareille à la meute altérée,

Tournant autour du cerf, ardente à la curée,
   Pour s'en arracher les lambeaux.

Il monte à l'échafaud, dressé par la patrie,
Et, la main sur le cœur, par un dernier effort,
Il parle .. Le tambour couvre sa voix flétrie ;
Louis embrasse alors le vieux prêtre qui prie ;
   C'était le baiser de la mort !

Hommes de ces grands jours, nos cœurs pusillanimes
Ont couvert votre front d'un long voile d'horreur ;
Mais vous, vous êtes grands, même au sein de vos crimes,
Oui, grands, d'avoir comblé ces immenses abîmes,
   Avec le sang de la Terreur !

Il fallait à la France un tremblement suprême
Qui brisât le pouvoir du despotisme ancien ;
S'il coûtait aux vengeurs un noble diadème,
Il compensait le mal, et, dans son horreur même,
   Pour l'avenir était un bien !

   Couvrons de voiles funéraires,
Ce spectacle sanglant des fureurs populaires ;
Les maux qu'elles causaient, se trouvaient compensés.
Le peuple n'était plus en butte à l'insolence ;
Il n'était plus forcé de souffrir en silence,
Les caprices des grands... désormais terrassés ;
La révolution dans son effervescence,
Fit connaître leur force à ses fils abaissés ;
   Elle a régénéré la France !

LE RENARD ET LE JEUNE COQ

FABLE.

Un jour, un vieux renard, passé maître en finesse,
   Se voyait près de mourir de vieillesse.
On dit qu'en ce moment où vient frapper la mort,
Comme un avant-coureur, arrive le remords ;
Un pécheur endurci, comme notre compère,
Méritait bien, je crois, la céleste colère ;
Mais le rusé savait et je ne sais comment,
Que Dieu, son créateur, était parfois clément.
Saisi donc tout-à-coup de sainte repentance,
   Il se prépare à faire pénitence :
Dieu tout-puissant, dit-il, oui. je suis un menteur,
   Un meurtrier et peut-être un voleur.
Mon ami le corbeau dont j'ai pris le fromage,
Pourra me pardonner, en faveur de mon âge ;
Car j'étais jeune alors, sans désir de tromper ;
    Je voulus l'attraper,

Par pure espièglérie,
Et sans penser plus loin que le bout de mon nez.
J'ajoutai par malheur, un brin de menterie,
    Je lui criai : « donnez ! »
Et tout bon qu'il était, tout fier de son plumage
    Comme de son ramage,
Il me jeta sa proie et le tout en pur don.
Poulets que j'ai mangés, ah ! mille fois, pardon
    D'un meurtre involontaire,
    Que la faim me fit faire.
Et d'ailleurs, si j'en crois mon esprit vieillissant,
La Sainte Charité peut-être vous poussant,
S'est jointe aux sentiments de la reconnaissance,
    Pour prolonger mon existence.
Chacun à votre tour, vous suiviez mon chemin,
Calmant mon estomac tourmenté par la faim.
Quant aux autres larcins dont se peuple ma vie,
    Ce ne sont pas de si sanglants forfaits ;
Dieu me pardonnera ces moments de folie,
    C'est assez que je m'humilie,
    Pour tous les péchés que j'ai faits.

    Un jeune coq trottant à l'aventure,
    Cherchant sa nourriture,
Entendit le discours du vieux croque-poulets :
    Il s'approche sans défiance,
    Prêt à soulager la souffrance
    De l'ennemi du poulailler ;

Aussitôt le fol écolier
 L'aborde et le salue.
Lui souhaitant la bienvenue,
Le renard le hape en disant :
« Le gentil coq ! ah ! qu'il est bienfaisant !
Sans toi, je périssais de faim et de vieillesse ;
Et tu viens quelque peu ranimer ma faiblesse. »
Ce disant, il mangea, comme plusieurs goulus ;
Mais la vengeance est là, terrible elle s'apprête
    A récompenser les vertus
Du renard. Quand un os dans son gosier s'arrête,
La cigogne trop tard cette fois, accourut,
Le saint homme blémit, tourna l'œil et mourut.

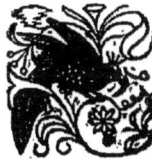

OH ! MOURIR A VINGT ANS !

O ! rêves d'or de la jeunesse !
  Gloire et plaisirs, ô ! vous que j'aimais tant ;
    Faudra-t-il que je vous délaisse ?
Que je quitte la vie, avant que la vieillesse
Tarisse pour jamais la coupe de mes ans ?

  Vous, mes amis qui, si jeunes encore,
    Pleurez ma mort ! ô ! mes amis,
Vous allez vivre... Et moi, c'est un jour que j'implore
Pour rester dans ce monde où le seigneur m'a mis ;
Où je ne verrai plus, hélas ! naître l'aurore,
  Et vous, amis, dans votre deuil,
Vous la verrez demain éclairer mon cercueil !

  Une heure, hélas ! une heure encore à vivre !
  O ! mes amis , si vous pouviez me suivre !
  Si vous pouviez tous mourir avec moi.

Oh ! je serais heureux ; mais non, c'est impossible !
Il me faut vous quitter, mourir, mais c'est horrible !
Non, il faut obéir à la divine loi !

  Je suis jaloux, jaloux de la jeunesse
    Qui resplendit sur votre front ;
    Je suis jaloux de la tristesse ;
Ah ! que je voudrais dire : amis, prions, pleurons,
    Pleurons toute la vie ;
    O ! douleur, douleur, je t'envie,
Je t'aime. Eh quoi ! mes vœux seront-ils impuissants ?
On ne peut pas mourir, non, mourir à vingt ans !

O ! mort, pitié, du moins une heure, une seconde,
Non, tu ne viendras pas me frapper aujourd'hui ;
Attends pour m'enlever , qu'en éclairant le monde,
Demain et pour jamais l'astre du jour ait lui.

  Oh ! du moins pitié pour ma mère,
  Je suis son unique bonheur ;
  Elle a déjà perdu mon père,
  Veux-tu la tuer de douleur ?

  Tu ricanes, tu ris, cruelle,
  Attendant le moment fatal
  Où le temps viendra de son aile ,
  Donner le funèbre signal

  Et moi, sur ma lugubre couche,
  Demain j'aurai fermé les yeux ;

Déjà, le soleil qui se couche !
Soleil, te reverrai-je aux cieux ?

Je sens finir mon agonie ;
Je meurs, et je meurs à vingt ans !
Pour toujours, adieu, belle vie,
Ma mère, prie auprès de ton enfant. ...!

C'était sa dernière parole !
Il entr'ouvre les bras par un dernier effort,
Et sa mère éplorée y vole.
Mais il était trop tard, son enfant était mort !

Qu'elle est terrible l'agonie
De celui qui déjà sur le seuil de la vie
S'apprête à s'élancer, à la voix du destin.
Il espère, et son âme est encore innocente ;
C'est la fleur qui s'entr'ouvre au souffle du matin,
Brillant de tout l'éclat de sa beauté naissante
Que n'a souillée aucune main.
Mais sous l'effort de la tempête,
Qui dans les cieux poursuit son vol,
La malheureuse fleur tombe en baissant la tête,
Et le pied du passant l'écrase sur le sol.

Il est mort, sans espoir, peut-être,
Celui que ma muse a chanté ;
Pauvre enfant ! je l'avais vu naître,
Naître et grandir, à mon côté.

Il est mort, hélas ! sur sa bouche

La prière n'a pas fait connaître son cœur ;
Il est mort ! mais la mort est plus qu'une douleur,
Lorsque l'on n'entend pas la parole qui touche
    Et fait espérer d'autres biens,
A celui qui s'envole, abandonnant les siens.

    Sur le bord d'un immense abîme,
    Lorsqu'illuminé par la foi,
    On croit apercevoir la cîme
    D'une rive bien près de soi ;
    On s'élance à travers l'espace,
    De l'espérance naît l'audace,
    La mort n'est plus une terreur ;
    Avec la foi, c'est notre âme qui passe
    De la tristesse à l'éternel bonheur !

La vie est-ce un grand bien, pour l'aimer, comme on l'aime ?
On dirait, en voyant l'homme s'y cramponner,
Un empereur déchu brisant son diadème
    Qu'il n'ose pas abandonner.

    Pourtant, la vie et toute sa puissance,
La vie et son bonheur, la vie et sa souffrance,
Ce n'est qu'un jour, un jour qui jamais ne revient ;
Nous y cherchons la joie, elle nous fuit sans cesse ;
    Et nous touchons à la vieillesse
Sans pouvoir dire : « amis, le bonheur m'appartient ! »
Nous le suivons toujours, il vole à tire-d'aile,
    Et, quand l'heure vient à sonner,

Lorsque la mort accourt, nous l'apelons cruelle,
Nous parlons du bonheur qui s'enfuit avec elle ;
   Mais le bonheur, la mort peut seule le donner.!

   Voyez à l'horizon s'élever un nuage ;
Un éclair a jailli de son flanc noir d'orage ;
En grondant sourdement, il s'est perdu dans l'air.
La vie est le nuage, et le bonheur, l'éclair.

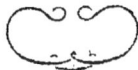

LE TOMBEAU DE L'EXILÉ

Qu'elle est cette sombre pierre ,
Qui gît là-bas, sur la terre
   De ce rivage isolé ?
Pas un débris de colonne,
D'un souvenir ne couronne,
   Le tombeau de l'Exilé.

Seul, dressant son noir feuillage,
Se dresse un grand pin sauvage,
   Qui, par l'aquilon frôlé,
S'incline aux coups de la bise,
Sur la vieille pierre grise
   Du tombeau de l'Exilé.

Partout, un désert immense ;
Partout, un sombre silence
   Dans ce pays désolé.
Seul, au milieu de la glace,

On aperçoit dans l'espace,
  Le tombeau de l'Exilé.

Peut-être aux rives de France,
Laissa-t-il une espérance,
Des larmes à son malheur !
Laissons, près de sa chaumière,
Attendre la vieille mère,...
L'espoir n'est pas la douleur.

LA JEUNESSE

ODE LIBRE

O ! folle déesse !
Joyeuse jeunesse !
Volcan qui, sans cesse,
Brûle, en s'animant !
Lave incandescente
Qui roule, puissante,
Brisant triomphante,
L'obstacle imprudent !

Soif insatiable !
Mine inépuisable
Où l'or et le sable
Sont mêlés toujours !
Brillante folie
Où chacun oublie
Les pleurs que la vie
Reçoit dans son cours.

O ! riche couronne !

Trésor que nous donne
Celui qui pardonne
L'injure à sa loi !
Reine du sourire,
Oui, pour te décrire,
Il faut une lyre
Jeune comme toi !

Voguant au lointain, avec la pensée,
Sur un océan tout jonché de fleurs,
Par le souvenir tendrement bercée,
L'enfance s'enfuit, vierge de douleurs.
Volez loin de nous, plaisirs du jeune âge,
Il faut à nos cœurs d'autres voluptés ;
Quand des passions a grondé l'orage,
Pour vous, dès long-temps, les jours sont comptés.

Déjà le présent et ses folles causes
Que nous défendons avec tant d'ardeur,
Se dressent vers nous, effeuillant des roses,
Et de leurs plaisirs, cachant la douleur.

Mais si le présent et sa douce ivresse
Nous bercent d'espoir, c'est pour un seul jour ;
Un vent inconnu que suit la tristesse,
Souffle, en arrachant nos cœurs à l'amour.

Oui, c'est l'avenir, qui, terrible et sombre,
A nos yeux surpris, se dresse soudain :

Fantôme terrible, il brille dans l'ombre,
Et reste immobile au seuil du chemin.

Nous voulons le fuir ; mais la main suprême
Nous pousse vers lui, d'un pas continu ;
Le spectre, à son tour, recule lui-même,
Toujours plus terrible et plus inconnu.

Voilà la jeunesse,
La folle prêtresse,
Dont l'autel se dresse
Partout ici-bas.
Pourtant cette reine
Noble souveraine,
Puissante, hautaine,
Ne se connaît pas.

C'est un fleuve immense
Qui roule et s'élance ,
Bravant la puissance
De ses larges bords.
Emouvants spectacles,
Eternels miracles,
Il rit des obstacles,
Il rit des efforts.

Et chacun s'incline
En voyant passer
La foule mutine
Qui, fière, chemine,

Et, sans discipline
Veut tout éclipser.

Allons, c'est un cri de victoire
Qui retentit, bien loin de nous ;
C'est le bruit du canon, c'est l'appel de la gloire ;
Peuples ennemis, courbez-vous.

Bondissant au sein du carnage,
Sans crainte pour sa vie, et fier de son courage,
Le soldat valoureux s'avance à pas pressés ;
Le tambour bat, le canon tonne ,
Et la mort, à grands coups. moissonne
Dans les rangs ennemis, vaincus et dispersés.

La première au champ de bataille,
Elle s'avance en souriant ;
Le sifflement de la mitraille
Ne peut arrêter son élan.
Admirez-la, c'est la jeunesse.
Elle s'avance, elle se presse,
Elle semble braver le trépas.
L'ivresse du combat vient de s'emparer d'elle,
Et le sang ennemi ruisselle
Partout où sont marqués ses pas.

Elle croit encore à la gloire,
Ce fantôme des premiers temps,
Et que les pages de l'histoire

Redisent, du père aux enfants.
Non, dans ces cœurs enthousiastes,
Le temps. de ses ailes néfastes,
N'a pas effacé la valeur.
Elle croit encor, la jeunesse,
Au vrai courage, à la noblesse,
Qui font surtout battre son cœur.

Mais, qu'au son belliqueux des clairons de l'armée,
Ait succédé le chant des pâtres du hameau,
De ce sang bouillonnant, l'ardeur n'est pas calmée,
Aussitôt que son front a quitté le drapeau.

Non, non, il faut à la jeunesse
Le triomphe, un instant ; la gloire, un autre jour.
Il faut un tourbillon qui s'agite, se presse ,
Roule, désordonné, dans une folle ivresse ;
Il faut du bruit, du cœur, de l'espoir, de l'amour !

L'amour.... c'est le repos de l'ardente déesse ;
Oh ! oui, l'amour pour elle, est le ciel ici-bas ;
C'est le fruit du triomphe, et, seule, la tendresse
Peut arracher son âme à la gloire, au combat.

Mais ce n'est pas, hélas ! par un amour paisible
Qu'elle permet au cœur de toujours palpiter :
Les refus, les dédains ne peuvent l'arrêter ;
Son amour méconnu la rend alors terrible.
Un effort est suivi d'un plus puissant effort,

Èlle veut de l'amour, de l'amour ou la mort.
Quand la jeunesse veut, sa loi reste invincible!

Tel qu'un lion qui, suivi des chasseurs,
De ses rugissements ébranle au loin la terre ;
Chaque nouvel obstacle augmente sa colère ;
Rien ne peut l'arrêter au sein de ses fureurs.
Malheur à l'imprudent qui, fort de son courage,
A l'animal fougueux, barrera le passage ;
Enivré par son sang, aveuglé de douleur,
Le lion rugissant, sur le chasseur s'élance :
Dans son poitrail sanglant, brise la faible lance ;
Mais expire, en broyant les os de son vainqueur.

Cependant qu'au lointain l'étoile du génie,
Scintillant dans un ciel inconnu des humains,
Appelle à ses splendeurs, le fils de l'harmonie,
Voyez-le s'élancer, sa lyre dans les mains.
Il espère, il est fort : oui, fort de sa jeunesse,
Il attaque de front ses plus fiers ennemis.
Dès ce jour, le succès, et parfois la richesse,
    Voilà les buts qu'il aura poursuivis.
Au pain de chaque jour, sacrifiant la gloire,
Encouragé souvent par le cri de victoire
D'un frère qui monta jusqu'aux sacrés parvis.

Encore une fois, voilà la jeunesse,
    Brillante d'espoir et noble de cœur,
Pour qui les refus passent sans tristesse,

Et qui, sans appui, résiste sans cesse,
Comme en se riant des coups du malheur.

Prête à déborder sur tous les rivages,
Prête à soutenir les plus exaltés.
Elle va toujours, bravant les orages,
Berçant chaque fois, de folles images.
Ses fils souvent vaincus et toujours indomptés.

Mais pourquoi chercher au sein de la vie,
De ces jeunes fronts, les seules douleurs ?
N'est-il pas un sort plus digne d'envie,
Que celui que voile un rideau de pleurs ?

Lorsque douce, aimable et toujours heureuse,
Vous voyez ici, tranquille et joyeuse,
Cette jeune foule. au front calme et pur,
N'est-ce pas aussi l'ardente jeunesse,
Mais dont la raison tempère l'ivresse ?
Quoi ! sur l'horizon, un rayon d'azur,
Ne peut-il briller, malgré le nuage ?
Il faut un espoir à ceux que l'orage
Couvre sur les flots de son voile obscur.

O ! vous tous, fronts joyeux, fronts sur qui le sourire
Sans cesse voltigeant s'arrête bien des fois ;
O ! jeunes fronts, j'ai pu vous consacrer ma voix :
Comme je vous connais, j'ai voulu vous décrire.

LA CLOCHE DU VILLAGE

Qui donc n'a pas aimé la cloche du village,
En entendant au loin son joyeux carillon,
Dont les coups redoublés disent un mariage
Ou bien une naissance, au paisible vallon ?

Oh ! qu'elle doit paraître agréable et jolie,
Au soldat valeureux qui retourne au foyer,
La voix de chaque jour que jamais on n'oublie,
La voix aux mille échos, du rustique clocher !

Lorsque seul, égaré dans le bois solitaire.
Il va s'abandonner au sombre désespoir ;
Le voyageur entend au pieux presbytère,
Le carillon joyeux de l'angelus du soir.

Il laisse sa douleur, sa fatigue, sa peine.
Et redressant son corps, brisé par le chemin,
Courageux il ranime une sifflante haleine,
Redouble de vigueur et se repose enfin.

Quand sur son lit de mort, un enfant du village

Entend pleurer le glas de son triste clocher,
De mille souvenirs en voyant fuir l'image,
Hélas ! le malheureux voit la mort s'approcher.

Tandis que, succombant au milieu du carnage,
Un malheureux soldat tombe au champ meurtrier,
Il voudrait écouter la cloche du village,
Pour mourir auprès d'elle, auprès de son foyer.

O ! toi, qui sais chanter le plaisir et les larmes ;
Toi qui, par le seul bruit de son bourdon sonnant,
Fais courir, plein d'ardeur, le villageois aux armes,
Pour sauver son pays et défendre son champ.

Toi qui peux nous donner le signal d'allégresse,
Qui peux faire entonner un cantique d'amour,
Qui peux nous accabler d'une sombre tristesse,
Quand un ami mourant est à son dernier jour.

Cloche, j'ai célébré ton accent solitaire,
Toi seule peux braver la vitesse du temps,
Quand plus vif que l'éclair, il sillonne la terre,
Et jette à ton airain, la poussière des ans.

MARINE

Pièce qui a obtenu le premier prix au concours d'arrondissement de la Société Dunkerquoise, du 19 novembre 1865.

La vague écumante,
La mer clapotante,
L'onde étincelante
Meurent à mes yeux.
La mer agitée
Où s'est reflétée
La voûte azurée,
Demeure sans feux.
Quand un lourd nuage
Aux flancs noirs d'orage,
Monte au firmament.
Un moment de trève,
Puis la mer élève
Son gémissement.
Le tonnerre gronde,
Déjà court sur l'onde

Un frémissement.
Voilà la tempête !
Le marin s'apprête
A gagner le port,
Et de sa goëlette,
Soudain il arrête
Le rapide essor.
Le vent dans sa rage,
Brise le cordage ;
Malgré son courage,
Le marin frémit.
La vague soulève
L'esquif qu'elle enlève :
Il craque, il gémit !
Tantôt il retombe,
Et, comme une tombe,
La mer s'entr'ouvrant.
Au sein de la brume,
Que forme l'écume,
L'esquif bondissant
Roule de la cîme,
Au fond de l'abime
Du gouffre béant.
Tantôt il se penche ;
Soudain sur sa hanche,
Comme une avalanche,
Le flot s'élançant,

Courbe les membrures,
Brise les mâtures
En tourbillonnant.
L'éclair scintille.
Mais un point brille
Dans le firmament.
On largue la voile,
On force de toile,
Voilà le beau temps.
Le ciel se dégage,
Le sombre nuage
Fuit à l'horizon.
La lutte s'achève,
La lune se lève
Et blanchit la grève
D'un pâle rayon.
Redressant la tête,
La blanche goëlette
Rejette en filant
L'onde sur ses flancs.
Elle ouvre ses aîles,
Pareille aux oiseaux,
Et mille étincelles
Jaillissent des flots;
Puis sous sa poulaine
Tout en murmurant,
La liquide plaine

Fuit rapidement.
Bientôt tout s'efface,
A travers l'espace
Le bateau s'enfuit ;
Il disparaît, comme
Le léger fantôme
Qu'engendre la nuit.
En vain je m'élance ;
Je veux le revoir !
Partout le silence.
Au loin, un point noir.
Le flot se colore
Aux reflets du ciel,
Et déjà l'aurore
Fait place au soleil.
Un point d'or brille,
Le ciel scintille
De rayons de feux.
Le soleil se lève
Et montre à la grève
Son front radieux.
Sa lueur vermeille
Dore la cité,
Où tout se réveille
Devant sa clarté.
Un lointain murmure
Dit que la nature

A repris ses droits.
La tour sonne l'heure,
Loin de sa demeure
Chacun suit sa voix.
Seule, la richesse
Laisse la mollesse
Lui dicter ses lois.

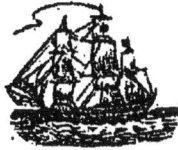

LE CHÊNE

FABLE

Il roulait dans les airs son luxueux feuillage ;
   C'était le roi de la forêt.
  Mais le destin avait dit dans sa rage,
   Que le beau chêne périrait.
En vain il veut lutter, il se dresse, il se penche,
   Il essouffle les bûcherons ;
Quand soudain il s'abat, pareil à l'avalanche,
   Et la terre touche son front.
Les oiseaux effrayés suspendent leur ramage.
   Au bruit sourd que produit son corps ;
Le vent, son ennemi, disperse son feuillage ;
   Le malheureux chène était mort !
Tout fut brûlé bientôt ; un fagot solitaire,
   Dernier débris de sa grandeur,
Restait enseveli, tout couvert de poussière ;
   Mais on l'aperçut par malheur !
Seul, un morceau du tronc, une bûche isolée

Resta, mais attendant son tour ;
Un cuisinier la prit et l'eût bientôt brûlée,
   A peine il en chauffa son four

Je l'entendis gémir en sortant de la huche,
   Où s'était caché son fagot ;
Et bûche, elle a vécu ce que vit une bûche,
   Le temps de rôtir un gigot.

Avis aux orgueilleux, dont la foule importune,
   Semble braver les coups du sort ;
La chaine qui les tient au char de la fortune
   Peut se casser sans nul effort.

Il suffit d'un regard de la folle déesse,
   Et l'avide troupeau s'enfuit ;
Aussi puissant qu'il soit, l'homme qu'elle délaisse,
   Est vîte rentré dans la nuit.

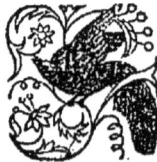

DUNKERQUE

—

GLOIRE

Une voix retentit, c'est la voix de la guerre,
Elle crie : « au combat ! » car elle a soif de sang :
    A l'étendard de l'Angleterre.
  La France oppose un drapeau triomphant.
Aux armes ! vieux marins, montez votre corsaire.
  Mort aux Anglais ! En avant... en avant...

  Mais au lointain se dessine une voile,
Des remparts de Dunkerque, on l'aperçoit grandir ;
C'est un vaisseau puissant, il vient, forçant de to ,
Et déjà, sur les flots, on peut le voir bondir.
Ce sont les ennemis ! Dunkerquois, du courage,
Jean-Bart, la hache au poing, vous conduit au c... ;
    Et, sur le sable de la plage,
    Comme du sommet des remparts,

A retenti de toutes parts,
Ce cri : « mort aux Anglais ! corsaire, à l'abordage ! »
Jean-Bart prend cent marins ; il a su les choisir ;
    C'est assez, pour vaincre ou mourir.

Le vent souffle à tribord ; la bisquine légère
S'avance fièrement, méprisant la colère
    Du colosse aux trois rangs d'airains.
    C'est Jean-Bart lui-même qui vient :
    Avec lui, l'on est téméraire.

L'Anglais ne comprend pas, arrête son essor,
Ce moment l'a perdu : Jean-Bart est à son bord !

MALHEUR !

C'était là ta grandeur, Dunkerque ! ô ma patrie !
    Que les Anglais craignirent si longtemps :
      Mais, hélas, qu'elle ignominie
      Devait attendre tes enfants !

L'Anglais s'est souvenu de toutes ses défaites,
    Et l'Anglais frémit de terreur ;
      La vengeance, c'est le bonheur,
      Ses vengeances sont toutes prêtes.
      Et, fier d'un malheureux traité,

Profitant de ton impuissance,
Pareil au vautour il s'élance
Sur sa victime en liberté ;
Tu vis, ô ma ville natale !
Ton port qui n'abrita que des vaisseaux vainqueurs,
    Souillé, détruit par les fureurs
        D'une lâche rivale ,
    Qui souriait à tes malheurs.
Telle du sein des mers une vague s'élève,
Et couvre du soleil le disque radieux ;
Quand près de nous quitter il inonde la grève
        Du reste de ses feux.
Car ton héros, Jean-Bart, l'enfant de la victoire,
    S'était endormi dans sa gloire.

———

RENAISSANCE

Un astre avait paru sur l'horizon du monde ;
Un homme au coup d'œil d'aigle à qui tout doit céder,
    Et dont la volonté profonde
    N'a jamais su que commander,
Soutenant d'une main l'ancre de l'espérance,
    Avec elle il retient la France
Qui, pour quelques instants, retrouve le bonheur,

4

Après les jours de la Terreur
Dont il terrassa la puissance.

Napoléon avait parlé,
Notre port s'était relevé.
Le colosse tomba; tout tombe sur la terre !
Il fut trahi par l'Angleterre,
Mais notre ville avait pris son essor ;
Elle a lutté contre la mort ;
Elle reste victorieuse,
Et jusque maintenant, riche, puissante, heureuse
Et toujours prête à s'agrandir;
Mais Dieu seul connaît l'avenir !

—

LES PÊCHEURS DUNKERQUOIS

DÉPART

Pourquoi cette foule attristée
Qui s'empresse sur la jetée,
Sur les quais et sur les remparts,
Et qui poursuit de toutes parts
Quelques vaisseaux s'enfuyant dans la brume,
En traçant un sillon d'écume
Sur les flots dont ils vont affronter les hasards?
Et ces regards inquiets, pourquoi percent-ils l'om'

De cette mer si sombre
Qui semble nous porter un éternel défi ?
    Indifférent, que cherchez-vous ici ?
Est-ce en voyant couler les larmes d'une mère,
        D'une sœur ou d'un petit frère,
        D'une épouse et de son enfant
    Que vous trouvez votre délassement
        Au milieu de cette tristesse ?
Et ne savez-vous pas que ces vaillants marins,
        L'élite de notre jeunesse,
    Vont affronter les océans lointains,
    Les affronter, les combattre sans cesse ?
        Mais avant de quitter le port,
        Avant de prendre leur essor,
    Voyez prier, à genoux sur la drôme,
Ces enfants de la mer, leurs chapeaux à la main,
        Car la prière, c'est un baume,
C'est un espoir pour tous. Qu'est-ce pour les marins,
Entendant l'ouragan qui demande leur vie,
        Quand seuls. égarés sur les flots,
    A bout de force, ils laissent à Marie
        Le soin de sauver leurs vaisseaux ?
        Le dernier navire s'efface,
        Il apparaît à l'horizon,
        Pareil au nuageux flocon
        Que le vent pousse dans l'espace.
    Il disparaît entièrement ;

Et tous les yeux sur son sillage
Espèrent dans chaque nuage
Voir encor le point noir qui, sur les océans,
Emporte leurs époux, leurs pères. leurs enfants.

RETOUR

Déjà depuis longtemps une foule inquiète
Vient au bord de la mer : elle attend, elle guette
Une voile dans le lointain.
Il en apparaît une enfin :
C'est un Islandais qui s'avance,
Chacun impatient s'élance,
Et veut en connaître le nom ;
Le vaisseau dévore l'espace ;
Il a grossi sur l'horizon ;
Il a bientôt franchi la passe ;
Et le voilà qui rentre au port.
Tous ses marins, penchés le long du bord,
Cherchent leurs parents sur la rive,
Maudissant l'allure tardive
Du lougre près de s'amarrer,
Et que chacun vient entourer.
Mon père ! mon enfant ! ô ma femme ! ô ma mère !
Et tous pleurent, tous sont heureux ;
Après tant de travaux, de peines, de misère,
Cet instant de bonheur, ah ! c'est assez pour eux !
Mais encore un autre navire

Qui vient de rentrer dans le port.
Silence ! Il apporte la mort.
J'entends une voix qui soupire ;
Retirons-nous devant un tel malheur :
    Respect à la douleur !
Et je vois une vieille mère
    Qui pleure son enfant !
Je vois une femme, un vieux père
Qui pleurent, l'un son fils, et l'autre son amant ;
On les entoure, autourd'eux on s'empresse ;
    Et, le cœur rempli de tristesse,
Je me retire en soupirant.

—

A LA TOUR

Il fait nuit, la lune se lève,
De ses rayons blanchit la grève,
En scintillant sur le flot argenté ;
    Mais une haute silhouette
    Se dresse au sein de la cité,
        Calme et muette ;
C'est le beffroi qui va sonner minuit.

    A cette voix, l'oiseau s'enfuit,
    Il quitte le fond de son aire,
    En poussant un cri de terreur ;
    On entend la voix du veilleur.

Salut, vieux clocher solitaire,
Salut à ton bourdon sonnant
Dont le son rapide et vibrant
Nous annonce la mort, la joie ou la prière.
Le temps poursuit son cours,
T'attaque tous les jours ;
Mais, chaque jour, tu braves son atteinte,
Tu gardes notre enceinte,
Et tu la verras s'agrandir.
A nous, la mort ; mais à toi, l'avenir !

Un jour que nous irons recueillir nos couronnes,
Tu chanteras la mort des fils de ta cité.
Le moment vient, chaque heure que tu sonnes,
Nous conduit à l'éternité.
Salut, vieux clocher solitaire ;
La blanche reine de la nuit
En pâlissant, devant le jour s'enfuit ;
Un murmure vient de la terre,
Le soleil monte à l'horizon,
Tu l'annonces de ton bourdon
Qui nous appelle à la prière.
Déjà l'astre du jour éclaire
Tes vieilles murailles de pierre,
Et de ses feux les inonde à grands flots.
Le roi des airs commence sa carrière
Et marque un jour de plus sur tes vieux chapiteaux.

AU CARILLON

Chante, chante toujours de tes voix argentines,
Gai carillon de ma cité,
Et redis-nous depuis matines,
Ce chant de notre liberté :

Jean-Bart, salut à ta mémoire,
Redis-le nous, comme autrefois,
Ce chant de guerre et de victoire,
Ce chant du héros Dunkerquois.
Gai carillon, chante notre allégresse,
Et dans la vieille tour qui sur nos murs se dresse,
Dis-nous pendant la nuit : « Je veille sur vos toits ;
Je veille, et mes joyeuses cloches
De leurs rapides chants, vous diront les approches
Du temps qui sans cesse s'enfuit ;
Je veille, le jour et la nuit.
Je suis l'âme, je suis la vie
De cette tour que le temps a vieillie ;
Mes accents montent jusqu'au ciel.
A mon appel
Le travailleur court à l'ouvrage,
Plus dispos et plus courageux ;
Le paresseux enrage,
Et l'écolier joyeux
Rejoint sa troupe folle
Qui bondit et s'envole

Ne pensant qu'à ses jeux.
On n'entend que des cris, que des chants d'allégresse ;
La foule joyeuse se presse,
Le tumulte s'accroît toujours.
La fenêtre s'ouvre,
Déjà l'on découvre
L'employé qui court,
Et les ménagères
Lestes et légères,
L'acheteur, l'importun marchand ;
Les ouvriers qui passent en chantant ;
Et tout cela s'avance,
Marche, court, s'élance,
Jusqu'à ce que le soir ma voix
Au logis rappelle
La foule fidèle,
Pauvres, riches et bourgeois,
Tout rentre dans le silence ;
Tout dort, jusqu'aux promeneurs
Qui, lorsque l'heure s'avance,
Laissent la place aux buveurs.

LA PÊCHEUSE DE CREVETTES

A vingt ans, vive et volage
Elle arpente déjà la plage,

Et, son panier sur le dos,
Son blanc filet sur l'épaule ,
Elle s'avance, elle vole ;
Elle entre enfin dans les flots.

Quand ils baignent son corsage,
Quand le sable du rivage
Sous ses pieds vient à tournoyer ;
C'est alors qu'elle s'arrête :
La pêcheuse est bientôt prête
Et commence à travailler.

C'est en vain, grenades timides,
Que vous fuyez ses mains rapides ;
La pêcheuse vous suit de près.
Pour elle, c'est l'allégresse,
Quand vous sautillez sans cesse
Dans les mailles du filet.

Si la journée est heureuse,
Voyez la jeune pêcheuse,
Comme elle rentre au logis ;
Sa figure est soucieuse,
Et sous ses pas alourdis,
Si sa démarche est plus lente,
C'est qu'elle compte le prix
De sa pêche sautillante.

Avec un rude pêcheur
La fillette se marie,

Et c'est alors qu'à sa vie
Se mêle un peu de douleur.

Elle vieillit, elle est mère ;
Quand son époux est absent,
Il faut soigner son enfant;
Oh! que la vie est amère!

Elle doit gagner son pain,
Son vieux filet à la main ;
Elle suit encor la plage ;
Mais non plus comme au jeune âge,
En chantant un gai refrain.

L'attente et l'inquiétude
Ont ridé son front bruni ;
Elle pense à son mari
Et cherche la solitude,
Car elle pêche toujours
Pour le pain de tous les jours.

Quand elle vient à la plage,
Ce n'est plus sur le rivage,
Mais sur la mer et les cieux
Que se reportent ses yeux.

Lorsqu'une blanche goëlette,
Sur l'horizon apparaît,
Elle laisse la crevette
S'échapper de son filet.

—

AU BORD DE LA MER

Le soleil a caché sous la nappe des ondes,
De son disque empourpré les dernières lueurs ;
Comme un phare qui tourne, éclairant les deux mondes,
Et fixant à chacun son ombre et ses splendeurs.
    Mais, au loin, dans l'espace,
    Où son disque s'efface,
    Un dernier reflet d'or
    D'une douce lumière
    Couvre les cieux, la terre
    Et le flot qui s'endort.

Reflétant dans la mer sa gigantesque image,
Dont quelques jets de pourpre ont tracé le contour,
Perdu dans l'horizon, un rapide nuage,
Nous paraît dans le ciel, vouloir suivre le jour.

Comme un croissant immense, on voit au loin la plage
Etendre ses deux bras, bien avant, dans la mer ;
Et, sur le flot tranquille, un bruissement sauvage
    Glisse, comme un écho, dans l'air.

Un vague indéfini pèse sur cette vue :
La lune qui scintille, au sein du firmament,
Gaze de sa lueur la terre blanche et nue,
    Et la dune, au front pâlissant.

Morne et noire, la dune est là-bas, dans l'espace,
 Elle se dresse ; on dirait au lointain,
Un colosse miné qui chancelle et s'efface
 En étendant sa large main.
Mais, au-delà du sable, où tout est triste et sombre,
 Seule, la mer nous apparaît ,
D'un côté, envahie et couverte par l'ombre
Et, de l'autre, brillant de son dernier reflet.

Et, plus loin, devant nous, au milieu du silence,
Le phare s'élevant comme un fantôme immense ,
Promène lentement son front haut dans les airs,
Dispersant sur les flots d'éblouissants éclairs.

La nuit reprend ses droits, la nature entière,
De même que l'oiseau qui dort dans le sillon,
Attend dans le sommeil, le jour et la lumière ;
Tout s'efface bientôt dans un même horizon.

   —

AUX MARINS

Le front haut, la tête levée ,
Avance, ô fils des océans ;
Sois joyeux de ton arrivée,
Car tu vas revoir tes enfants.

Tu vas revoir ton épouse chérie,
Après avoir bravé les lointains ouragans.
Le bonheur du retour n'est-il pas le plus grand,
Quand le plus grand' amour est né de la patrie !

Marins au teint bronzé, courageux voyageurs,
Que les feux du tropique et les pôles de glace,
Ont vus passer, joyeux et fiers de leur audace
Comme si leurs amis demandaient des vengeurs !

Usurpateurs nombreux du sang-froid, du courage,
Qui bravez tous les jours les fureurs du naufrage
    Et qui vivez avec la mort ;
Salut, dès que je puis vous voir rentrer au port !

Si vous avez laissé sur les rives de France,
Votre amour, votre paix et même vos douleurs !
    Cet étendard aux trois couleurs
N'est-il pas tous les jours, pour vous, une espérance !

Sur vos légers vaisseaux vous parcourez les mers,
Sous ces replis sacrés l'onde est votre patrie,
Car pour vous la patrie est dans tout l'univers,
    Sous cette bannière ennoblie !

Que soudain un point noir se dessine à vos yeux,
Et que, s'agrandissant, il couvre de nuages
    Les vastes espaces des cieux :
Que l'ouragan agite au souffle des orages,
Le flot qui tourbillonne en roulant votre esquif.

Aux hurlements des eaux qu'enlève la tempête,
L'abîme sous les pieds, la foudre sur la tête,
Derrière, un tourbillon, et devant, un récif.
Sans penser au péril, encor pleins d'espérance,
Calmes et pleins d'ardeur sous un ciel étranger,
Vous manœuvrez toujours, évitez le danger,
  Au grand cri de « vive la France ! »

  Mais, lorsque la voix des canons
Autrefois enivrait la France tout entière,
  Que pavillons à pavillons,
Nos aïeux exhalaient leur rage meurtrière,
 Un contre dix, vos pères du « Vengeur »
  Dans le trépas trouvaient la gloire.
Les flots seuls étouffaient leurs clameurs de victoire:
Les Anglais n'ont pas dit qu'ils furent leurs vainqueurs...

Au milieu des débris ils étaient.... deux encore,
Héros que l'océan n'avait pas engloutis,
Agitant à la main quelques lambeaux noircis,
Ces lambeaux, c'étaient ceux d'un drapeau tricolore !

Tous deux ont disparu sous le flot qui grondait,
  Quand une tête reparaît,
  Mais au milieu de la souffrance,
Elle pousse un long cri, c'était « Vive la France ! »
  Et tout disparut à jamais ! !.....

Saluons en pleurant cette tombe mouvante,

Qui nous déroba leur valeur
Et que l'Anglais vit avec épouvante
Se refermer sur le « Vengeur » .
Vous qui la sillonnez sur un léger navire,
Que le respect fasse incliner vos fronts.
A vous qui, sans terreur, marins, pouvez vous dire :
« Peut-être, un jour, nous les imiterons

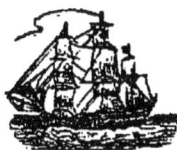

LE DERNIER SOMMEIL DE LA MENDIANTE

Elle vient de trouver un endroit solitaire ;
Son bâton à ses pieds, voyez, elle s'endort,
Murmurant doucement par un dernier effort
Des jours de sa jeunesse une vieille prière ;
Elle rêve ; passants, ne la réveillez pas,
Le sommeil pour le pauvre est un bien ici-bas.

Elle se voit joyeuse aux jours de son enfance,
Cueillant son fruit vermeil à l'arbre du chemin,
Et des fleurs du buisson, parant son chaste sein.
Heureux temps, où la vie est joie, est espérance,
Car rien ne peut manquer à ses jeunes désirs.
Ne fuyons pas encor, j'entends quelques soupirs.

Elle est grande déjà, joyeuse à son ouvrage,
Il faut battre les blés et soigner les troupeaux,
Puis, porter aux logis les malheureux rameaux,
Qu'aux arbres du sentier, vient d'arracher l'orage,
La vie est moins tranquille, et, tout en travaillant,
Elle pense au jeune âge et chante cependant.

Le fardeau s'alourdit, elle est femme, elle est mère ;
Il faut que chaque jour elle épargne le pain,
Que sans cesse au travail, pensant au lendemain,
Elle joue à l'abri d'une pauvre chaumière

Ce rôle maternel, si doux dans le bonheur,
Mais si terrible, hélas ! s'il naît dans la douleur.

Encore quelque temps, la joie est assombrie,
La vigueur du mari s'est brisée aux labeurs ;
Elle le voit languir ; la faim accourt, il meurt.
Et près de son cercueil, la femme évanouie,
Presse ses deux enfants sur son débile sein,
Et ne les entend pas dire :... « Mère, j'ai faim. »

L'avenir est venu, qu'il est terrible et sombre ;
Le fils sous les drapeaux repousse l'ennemi,
Mais sa sœur est partie... et pauvre, sans abri,
Leur vieille mère, hélas ! va mendier dans l'ombre ;
Elle ne pleure plus, elle connaît son sort,
Et n'espère plus rien qu'une paisible mort.

La mort, des malheureux, vraie et fidèle amie,
La seule que jamais ils n'invoquent en vain,
Apparaît tout à coup, l'œil et le front serein,
Et passe en la frappant, sur la pauvre endormie,
Ses lèvres ont bougé, son corps a tressailli ;
Un cadavre inconnu gisait dans le taillis.

Reste-là, sur le sol, pauvre femme brisée,
Et les feuilles des bois te couvriront bientôt,
Les oiseaux chanteront sur ton mouvant tombeau.
Le ciel te bénira de sa douce rosée ;
Ton nom n'existe plus ; là, près de tes genoux,
Ton seul et dernier bien est ce bâton de houx.

LE FESTIN DE BALTHASAR

En vain les ennemis entouraient Babylone,
Ses remparts sont trop hauts, ses soldats trop nombreux,
Et Balthasar, le front paré de sa couronne,
Laisse aller ses esprits aux débauches, aux jeux.

Le peuple du Seigneur attendait sa vengeance.
  La voix du Ciel avait parlé déjà,
    Elle rentra dans le silence,
    Mais les tristes fils de Juda
    Fortifiés dans la souffrance,
    Avaient tous crié hosannah !
    C'était la voix du saint prophète,
    Elle a fait trembler l'oppresseur ;
    Ecoutez comme elle répète
Sous le souffle de Dieu : « Babylone, malheur ! »
  Chante, Sion, relève tes murailles,
    Le jour vient, le Seigneur a dit
  Chante, Sion, le maître des batailles

Va planer sur les ennemis.
Son char de guerre est prêt, sur l'aîle de la foudre
   C'est Jéhovah qui vole au sein des airs.
Son front resplendissant s'environne d'éclairs ;
   Tes ennemis seront réduits en poudre,
   Chante, Sion ; Babylone, malheur !

   Entends, l'ange exterminateur.
Entends le battement de ses terribles aîles
   Qui, des limites du saint lieu,
   Au sein des plaines éternelles
   Tracent un long sillon de feu.

De son glaive sanglant, il éblouit la terre
Il marche, détruisant les coursiers et les chars ;
Le Seigneur a parlé, de ses larges remparts
Il ne restera plus là pierre sur la pierre,
Depuis que le prophète est monté dans les cieux.
Le temps a mesuré déjà plus d'une vie ;
Repens-toi, Babylone, ouvre aujourd'hui les yeux,
   C'est le jour de la prophétie.

Les temps sont accomplis, tremble devant ton sort,
   Tremble, l'éclair scintille dans la nue:
O roi ! sur ton festin, vois, vois planer la mort,
   Chante, Sion, l'heure est venue.

Cependant Balthasar, au milieu du festin,
Déjà presque vaincu par la force du vin,
Ordonne d'apporter les saints vases du temple ;

Ces vases que Lévi seul, au grand jour contemple.
Mais il sent aussitôt le trouble dans son cœur ;
Une voix secrète lui crie,
Sur son front pâlissant se pose la terreur.
Cependant sa tête affaiblie
Repousse l'accent du malheur.
Il approche en riant, ses lèvres altérées,
D'une de ces coupes sacrées.
Tous ses grands, tous ses généraux,
Jaloux de l'imiter, dès qu'il les y convie,
Se saisissent des vases et d'une main impie,
Y font couler le vin à flots.
Soudain un éclair brille et la foudre grondante
Répond dans le lointain,
Et d'une nue étincelante
Est sortie une main ! !

Un long voile de feu plane sur Babylone,
De livides éclairs le percent par moment.
Tout se tait sur la terre, et la foudre qui tonne,
Domine la cité de son sourd grondement.

La main écrit trois mots, comme trois étincelles,
Et soudain elle disparaît.
Ces mots qu'elle écrivit en lettres éternelles,
Ce sont Mané, Thécel, Pharès.

Le Roi ne comprend pas, mais pourtant il chancelle ;
Son front est couvert de sueur.

Dans son gosier béant sa parole est rebelle,
Son œil est entr'ouvert et brillant de terreur.

Tous ses mages ont fui, en se voilant la tête,
Sans pouvoir rien comprendre à ces trois mots de feu,
Brillants comme l'éclair au sein de la tempête,
Et qu'avait tracés là, la main, la main de Dieu !

Quand Daniel paraît, le Roi le voit à peine,
Regardant effaré, ses grands, ses généraux
Qui, muets de terreur, retenant leur haleine,
S'étaient levés, portant la main aux javelots.

Mané, Thécel, Pharès, oui, tremble Babylone,
Les moments sont venus, le Seigneur a parlé.
Roi, laisse retomber ta pesante couronne,
        Car ton pouvoir s'est envolé.

    Mané, c'est Dieu qui vient dans sa colère,
De compter tous les jours où tu devais régner ;
Les jours sont écoulés ; tremble, ô roi de la terre,
Le malheur et la mort viennent t'environner.

Thecel, tu fus pesé par ce Dieu de justice,
        O Roi ! tremble devant ton sort,
La balance penchant sur le côté du vice,
        A signé ton arrêt de mort.

    Pharès, c'est ton empire immense
Que Dieu te prend, mais pour le partager

Aux Mèdes, aux Persans dont la troupe s'avance,
  Vers tes remparts qu'elle va ravager.

A peine a-t-il parlé, qu'un long cri de victoire
    A retenti de toutes parts ;
    Les ennemis fiers de leur gloire
    Se répandent sur les remparts.

Comme un torrent fougueux, roulant loin du rivage,
Ils marchent et chacun fuit sans leur résister.
Ils volent, massacrant sur leur sanglant passage
    Tout ce qui peut les arrêter.

Et, du sein de la nue, un concert de louanges
Se mêlent aux cris de joie, à la voix des vaincus.
Ecoutez, Hosanna, ce sont les chœurs des anges ;
Tremble, o roi détrôné, les moments sont venus.

    Hosanna, hosanna répète
    La sainte voix de Daniel,
Comme le bruit du flot au sein de la tempête,
Une voix retentit et dit du haut du ciel :

Hosanna, Hosanna, tremble, ô roi de la terre,
    L'ange de la mort te poursuit,
    •Et le glaive de la colère
A tes yeux effrayés, au sein des airs, reluit !

Hosanna, Hosanna, le Seigneur dans sa gloire
A regardé de loin l'orgueilleux vermisseau,

D'un grain de sable, roi ; sur les bords d'un ruisseau,
Les cieux ont entonné l'hymne de la victoire.

Cyrus, l'oint du Seigneur, s'avançant à sa voix,
De ce roi sans pouvoir prenant le diadême,
Sur son front sans orgueil il se l'est ceint lui-même,
    Babylone a reçu ses lois.

La colombe fuyait, l'épervier dans sa serre,
Joyeux et triomphant, la saisissant déjà ;
Quand du sommet des cieux un éclair scintila.
L'épervier foudroyé retomba sur la terre
    Et la colombe s'envola.

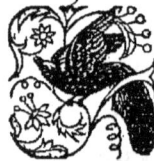

LA POÉSIE

Après que le malheur eut pesé sur la terre
    L'étreignant de sa main de fer ;
Quand l'homme eut encouru la céleste colère,
Quand Dieu dans son courroux, eut brisé la barrière
Où s'anéantissait la force de la mer !
D'un esquif que roulait la vague furieuse
Une voix s'éleva, douce, sainte et pieuse,
    La voix du juste implorant le Seigneur,
      C'était la seconde harmonie
      Qu'inspirait l'amour de la vie,
Car cet enfant des cieux, la noble poésie
Avait vécu deux fois, au sein de la terreur,
    Au sein de la réjouissance.
Quand le premier mortel dans sa reconnaissance,

Entonna pour les cieux l'hymne de son bonheur,
  Et quand Noé, dans son flottant refuge,
Tremblant aux hurlements des ondes du déluge,
Demandait au Très-Haut qu'il calmât leur fureur.

    Salut, noble fille des âges,
    Pareille au phare protecteur
Scintillant au milieu des terrestres orages,
    Salut, ô noble élan du cœur !
    Qui seul peux passer la limite
Qu'à l'esprit, le Très-Haut, comme borne, a prescrite
Et que l'esprit humain voudrait en vain franchir.
Mais s'il est terrassé, n'a-t-il pas l'avenir !

    Salut, ô noble élan de l'âme !
Qui vaincu si souvent te relèves toujours !
    Paraissant par un trait de flamme
Vouloir unir le ciel aux terrestres séjours :

La terre reprenait son ancienne structure ;
    C'était la joie au milieu du malheur !
    Dieu reparlait, et la nature
Revêtait en un jour sa première splendeur !
Captifs, les océans grondaient pleins de colère ;
    Le Tout-Puissant n'en avait plus besoin ;
Révoltés, ils voulaient inonder leur barrière,
Mais Dieu leur avait dit : « Vous n'irez pas plus loin ! »

Le monde s'avançait, roulant au sein des âges ;
Comme un fragile esquif au milieu des orages,

Comme un point blanc sur l'horizon des mers,
Une voix retentit dans le sein des déserts.
    C'est pour défendre et pour maudire...
    C'est pour maudire l'oppresseur,
Défendre un peuple saint qu'a frappé le malheur,
    Et c'est Dieu qui l'inspire !

C'était Ezéchiel, le prophète sacré.
    C'était la voix de Jérémie,
    Annonçant aux Juifs leur Messie.
Cette voix, c'est le trait par les cieux acéré,
    Et, sous ses coups, l'injustice est flétrie.

    Mais si Dieu dans sa volonté
Avait choisi son peuple au milieu de l'impie ;
Le reste des mortels fuyait la vérité,
Malheureux emportés par le torrent du vice,
Ils s'avancent toujours, sans voir le précipice ;
    Ils marchent, y tombent soudain ;
Le Paganisme impur brûlait déjà leur sein !

Alors dans ces esprits pour qui Dieu n'est qu'un rève,
Pour qui la vérité n'est qu'un mot sans pouvoir ;
    Tout à coup une voix s'élève :
Entraînant à sa suite une lueur d'espoir,
    Un flambeau pour guider la vie,
    Et cette voix c'était la poésie !

    S'emparant aussitôt du vrai,
Du vrai, comme ces cœurs pouvaient le reconnaître ;

Elle prend un mortel que la guerrre inspirait.
La poésie épique en ce jour vient de naître ;
    Homère chante les guerriers ;
Il inspire à sa muse un hymne de victoire,
En demandant des vers pour célébrer la gloire,
    A son front couvert de lauriers.

Mais le vice était là dominant cette vie,
    Et de l'orgueil que le vice enfantait,
      Naquit la vile flatterie,
    Qui dans la boue, aux pieds d'un roi rampait.
Pour elle la vertu fut la seule licence ;
Les crimes les plus grands dans ses vers sont vantés.
Elle créa des Dieux, mais des dieux sans puissance.
      Et chanta ces divinités !

Le temps volait toujours, il dévorait l'espace,
Entraînant à sa suite et la force et l'audace,
    Qui seules créèrent des lois.
    Réunissant tous les hauts-faits des rois,
Un mortel sut créer le poème tragique,
Y mêla les héros du vieux poème épique ;
Et, selon ses désirs, il leur donna des voix.

    Tous les mortels ont loué cette lyre,
    Qui fait vibrer les fibres de leur cœur.
    Tous ont vanté ce sublime délire
    Qui peint la joie ou la douleur.

Un d'entre eux réunit leur pensée ennoblie :

Aux grands du monde il a su commander.
　En chantant cette poésie,
Devant qui tout s'incline et doit céder.

Il arrache à la mort Eurydice expirante ,
　Faisant pleurer sa lyre sous ses mains ;
Il arrête des dieux la volonté puissante,
Et va jusqu'à braver les arrêts des destins.

Plus tard, lorsqu'un Sauveur descendit sur la terre
　Pour combattre et vaincre la mort ;
　Naissante au sommet du Calvaire,
Une nouvelle muse avait pris son essor ;
　Muse courageuse et sublime.
　Qu'en vain voulait anéantir le crime.
Mais elle méprisait ses coups, le fer, le feu,
Et scellait de son sang ses hymnes à son Dien !

Telle est, telle toujours sera la poésie,
Son domaine s'étend bien au-delà des cieux.
Plus loin que nos esprits, et plus loin que nos yeux.
Le monde et l'univers n'en sont qu'une partie.

Heureux qui la cultive en paix avec son cœur !
　Heureux qui chante la puissance,
　Sans qu'au fond de sa conscience,
Une voix lui répète : « Infâme adulateur ! »
　Non, non, quand elle n'est pas libre,
　Quand son accent au fond des cœurs ne vibre.
Que par la crainte ou par l'amour vénal

Elle n'est plus la poésie.
Ce n'est qu'un vil encens qu'offre la flatterie
Au mortel s'avançant sur un char triomphal.

Elle doit s'élancer la tête haute et fière,
Guidant notre pensée au séjour de lumière,
Jusqu'au niveau céleste où tout doit s'arrêter ;
   C'est Dieu seul qu'elle doit vanter !

Noble élan de l'esprit aux éternelles voûtes,
Où, comme échelonnés sur de funèbres routes,
Le génie incompris, les talents oubliés,
Vous montrent le chemin qu'ils n'ont su poursuivre,
Par des fers envieux fatalement liés.
« Oh ! l'homme, écoutez-les, l'homme ne doit pas vivre
En laissant à la chair sa pensée obéir ;
La matière est l'esclave et non pas la maîtresse,
C'est un grand instrument qu'une puissante adresse,
Peut seule manier pour tout approfondir.
   Si, dans cette lutte de gloire,
     Notre esprit a dû se briser ;
Ne l'oubliez jamais, c'est à l'homme à penser.
Nous vous avons laissé la lutte et la victoire ;
   Marchez où guide le devoir.
Vous le savez, la vie est un éclair d'espoir ! »

Faisons voler nos chars, au sein de ces arènes.
Parmi tous les débris qu'ont laissés les vaincus.
Allons, fils du génie, abandonnons les rênes

A nos coursiers fumants, qu'ils atteignent le but.
　A nous l'esprit ! laissons aux autres hommes,
　　L'amour du gain, l'amour vénal,
　　Qu'ils se moquent de l'idéal,
Eux qui ne savent pas ce que nous autres sommes !
　　J'entends leurs sarcasmes, leurs cris.
　　Oui ! je le comprends ce mépris :
Insensés, disent-ils, que la sottise berce,
　　Que n'ont-ils compris le commerce !
Oh Poëte, pourquoi, avez-vous de l'esprit?

　Le jour qu'il lui donna les rènes
Du monde qui venait de jaillir à sa voix,
Dieu lui dit : « Homme, tout doit céder à tes lois ! »
Laissant les passions le couvrir de leurs chaînes,
L'homme a fait de la terre un empire de peines ;
Et de son cœur si grand un aride désert;
Qui peut le recréer roi de cet univers ,
Qui peut lui rendre un jour ; la noble intelligence
　　Dont il doit faire sa puissance,
Et que l'on voit tomber à chaque pas du temps;
Pareille à cet esquif battu par les autans,
　　Qui siflent au sein de sa voile,
Dans leur course arrachant quelques lambeaux de toile,
　　Qu'ils roulent en tourbillonnant?
　La poésie au-dessus de la terre,
　　Saura seule un jour l'élever,
　　Quand elle aura pu le sauver.

Ce néant orgueilleux sur un grain de poussière,
Qn'elle le guide alors au sentier du bonheur !
Et l'homme devenu l'œuvre du Créateur,
Comprendra sa grandeur, en pleurant sa misère ;
Et peut-être emporté sur des aîles de feu,
Il saura se grandir jusqu'au trône de Dieu.

ODE

A Monsieur Auguste Everhaert.

Ce ne sera jamais prostituer sa lyre
Au triomphe vénal du riche et du puissant,
Que d'oser écouter une voix qui s'inspire
    Des souvenirs d'un cœur reconnaissant.

Hélas ! il est trop vrai que cette voix sublime,
Qu'un cœur pur, autrefois, trouvait dans ses malheurs,
Est tombée à son tour dans cet immense abîme
    Que le monde couvre de fleurs.

Le gouffre est entr'ouvert, il engloutit sans cesse,
Sous les flots destructeurs des vices déchaînés,
Les plus nobles désirs que l'homme en sa faiblesse,
    Dans sa croyance avait glanés.

Toujours plus grand alors qu'il marchait dans la vie,
De ce pas destructeur que mesure le temps ;

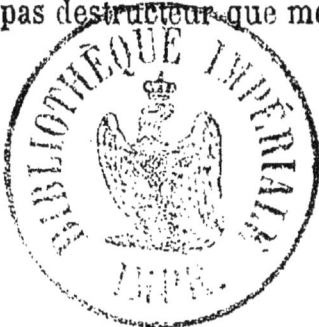

De l'oubli de son Dieu sa gloire fut suivie ;
   Lui-même se crut Dieu longtemps.

Puis à la passion des gloires de la terre,
Une autre succéda, bien plus puissante encor ;
Et l'homme, dont le cœur fut toujours un mystère,
   Fit son Dieu de quelque peu d'or.

C'en était fait, du jour où cette âme puissante,
Se donnait tout entière au désir d'amasser ;
Si le devoir faisait sa voix reconnaissante,
   L'homme finit par s'en lasser.

Si le poète alors dans sa sainte innocence,
Chantait ce que nos cœurs possèdent de plus beau,
Ce souvenir du bien, cette reconnaissance
   Dont les bornes sont le tombeau.

Le dédain grimaçant son odieux sourire,
   Glaçait le noble cœur qui prenait son essor ;
Le poète chantait des bienfaits sur sa lyre,
   Le dédain l'accusa de ne chanter que l'or.

Mais riant des accents de la voix corruptrice,
Du monde qui s'éloigne au nom d'un bienfaiteur ;
Moi, j'ai voulu chanter une main protectrice
Qui de tant de bienfaits fut le modeste auteur.

C'était beau que de voir à toutes les misères,
Un cœur compatissant s'ouvrir sans murmurer,

Prêt à rendre à chacun les larmes moins amères,
Sans que jamais en vain nul n'ait pu l'implorer.

(1) Quand un jour en voyant dans la masse ouvrière
L'ignorance creuser de terribles sillons ;
Il comprit que sa voix devenait nécessaire,
Et se dit aussitôt : « avançons et parlons ! »

Et, dévoué quinze ans à la cause commune,
Il dirigea l'esprit d'hommes intelligents ;
Mais qui tous dépourvus des biens de la fortune,
Avaient dû travailler, dès leurs plus jeunes ans.

Qu'elle est belle la tâche aussi dure que grande,
De celui qui poursuit un but toujours nouveau ;
Comme le laboureur qui fouille dans la lande,
Et ne peut y trouver que du sable et de l'eau.

Cependant quelquefois dans le désert aride
Une verte oasis se dessine à ses yeux,
L'onde y coule à grands flots, et la chaleur torride
S'arrête sur l'ombrage et rejaillit aux cieux.

Alors, il faut le voir cultiver cette terre,

---

(1) Nous avons cru pouvoir rappeler dans ces vers la fondation de
l'école gratuite d'adultes en 1845, et nous espérons que bien des per-
sonnes nous sauront gré d'apprendre à ceux qui l'ignoreraient, qu'après
avoir élevé le niveau de l'instruction publique, le fondateur de l'école a
voulu rendre à l'hygiène un service important, en créant la manutention
civile dont, seul, il a conçu le projet, réalisé par lui, avec MM. Gaspard
Malo et Vandewynckel, de Bergues.

Qu'il trouve toute prête à suivre ses efforts,
Il faut le voir fouiller jusqu'au dernier mystère
Et diriger les flots qui coulent sur ces bords.

Et lorsqu'après ses soins, il la voit bien fertile,
L'abandonnant, heureux, à son propre pouvoir,
Il va chercher ailleurs une terre stérile
Qui laisse à ses désirs une lueur d'espoir.

Ces faits parlent assez et parlent trop peut-être,
S'il faut croire la foule aux regards envieux,
En faveur de celui qui voulut les commettre,
Pour que j'ose essayer d'en éblouir les yeux.

Et maintenant parlez, ô vous tous que l'envie
Eloigne de tous ceux qui sont plus grand que vous,
J'ai payé mon tribut à l'homme dont la vie
S'est passée à braver votre triste courroux.

J'ai payé mon tribut à la reconnaissance ;
Mes accents ont lutté contre ceux des ingrats,
Pour chanter aujourd'hui, malgré mon impuissance,
Celui qui, sans rougir, heureux les recevra,

Tous connaissent son nom, et beaucoup le bénissent ;
Ma voix a réveillé bien des cœurs généreux ;
J'aurais atteint mon but si tous ces cœurs s'unissent
Pour penser à celui qui crea tant d'heureux.

ÉPILOGUE

Partez, ô mes jeunes pensées,
Comme la feuille part au vent,
Vous, si rapidement glissées
D'une àme heureuse en vous rêvant.

Partez, les cordes sont brisées,
L'âme vieillit en réprouvant
Ces joyeuses chansons passées,
Qu'elle adorait auparavant.

Mais au fil du torrent de l'àge,
On va, curieux et volage,
On court, où tous les autres vont.

Votre âme est à peine éblouie
D'un noble espoir, qu'on vous oublie ;
Il passe tant d'eau sous le pont !

Non, non, pauvre poète, abandonne ta lyre,
Elle n'a jamais rien produit de positif.

Pour amasser de l'or, qu'un autre Dieu t'inspire.
Car à ce métier-là, ton Pégase est rétif ;

Et comme l'or, la gloire et toutes ces ficelles
Qui servent à mouvoir ces pantins orgueilleux
Que nous voyons partout de leurs grandeurs mortelles,
Essayer d'éblouir leurs frères moins heureux ;

Oui, comme ce sont là les forces souveraines
Qui dirigeront tout, jusqu'au dernier moment,
De Pégase affamé, laissons flotter les rênes ;
Du coursier d'Apollon, descendons lestement.

Remercions plutôt tous ceux qui, de la voie
Où voulut s'engager mon cœur de dix-huit ans,
M'ont montré les périls, en tempérant la joie
Que j'avais, à franchir des obstacles constants,

Et tâchons de jouir de ces quelques remèdes
Qui peuvent soulager du lourd fardeau des ans,
Le drame de la vie a si peu d'intermèdes
Où nous puissions goûter un repos bienfaisant.

Adieu donc, mes lecteurs, et vous que je décore
De ce beau nom de vers, allez, pauvres petits,
Vous serez les derniers que ma lyre élabore ;
Que je serai content quand vous serez partis !
         Quoique je me promette encore
         De rimer dans mon temps perdu,
Car on veut toujours boire, une fois qu'on a bu !

—

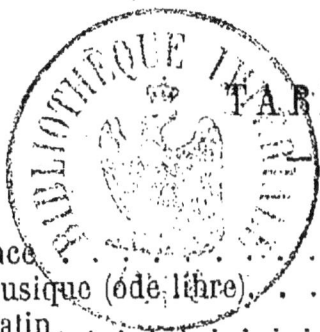

TABLE